CW00495263

DIETA PER CURARE L'IPOTIROIDISMO

Ricette facili e gustose per curare la tiroide e perdere peso

INDICE

3

Capitolo 13. Le migliori ricette di superalimenti per la salute della tiroide   90

Capitolo 1. Dieta curativa per la tiroide

Come funziona?

Sono stati condotti diversi studi sull'effetto delle nostre abitudini alimentari sulla nostra salute. I risultati dimostrano che il tipo di cibo che consumiamo nel nostro corpo può fare o rovinare la nostra salute. Un consumo eccessivo di cibi grassi e spazzatura può portare a malattie cardiache o all'obesità. Al contrario, frutta e verdura sono note per rafforzare il sistema immunitario.

Su questa base, ricercatori e nutrizionisti di tutto il mondo stanno studiando i componenti del cibo e ciò che li rende buoni per il consumo. E anche come una loro combinazione può essere usata per promuovere la salute o gestire le malattie.

La Thyroid Healing Diet prevede il consumo di alimenti noti per migliorare la salute della tiroide. Tali alimenti contengono tracce di iodio, selenio, zinco e altri elementi noti per promuovere la produzione di ormoni tiroidei. Quando vengono consumati nelle giuste quantità, questi alimenti vengono scomposti e gli elementi necessari vengono trasportati attraverso il flusso sanguigno alla tiroide, dove aiutano la tiroide a svolgere la sua funzione.

Precauzioni da conoscere quando si segue la dieta curativa per la tiroide

È importante notare che gli alimenti raccomandati in una dieta curativa per la tiroide non possono sostituire i farmaci quando si tratta di trattare un disturbo della tiroide. Assistono solo la terapia farmacologica e aiutano a gestire la tiroide quando il piano di trattamento farmacologico è completato.

Non smetta di prendere i suoi farmaci a causa della dieta. Questo potrebbe mettervi in pericolo!

Inoltre, è degno di nota menzionare che gli alimenti devono essere consumati con moderazione perché un consumo eccessivo avrà solo l'effetto opposto. La presenza di un'alta concentrazione di questi elementi nel sangue provocherà l'ipertiroidismo.

Mentre cercate di gestire gli effetti di una condizione, non create un'altra condizione!

Suggerimenti per una dieta curativa di successo per la tiroide

Seguire semplicemente una dieta curativa per la tiroide può non portare al successo della terapia di gestione. Alcune linee guida devono essere rispettate e comprese prima che la terapia possa essere efficace. Le più importanti di queste linee guida includono;

Evitare i cibi pesantemente lavorati

Recentemente, molte aziende che producono alimenti trasformati hanno speso enormi quantità di dollari di marketing per convincere la gente dei "benefici per la salute" dei loro prodotti. La maggior parte di queste affermazioni sono false e tali prodotti non dovrebbero essere considerati quando si progetta una dieta curativa. Fate del vostro meglio per utilizzare verdure fresche e prodotti animali non trasformati per i vostri pasti.

Usa il sale iodato

Non tutti i sali sono salutari per i malati di tiroide. Il miglior sale raccomandato per i pazienti tiroidei e quasi tutti è il sale iodato.

Nota: nei luoghi in cui il sale è elencato come parte degli ingredienti in questo libro, si riferisce al sale iodato.

Evitare lo zucchero e i cibi grassi

In generale, consumare grandi quantità di zuccheri e grassi non è salutare per il corpo. Tuttavia, la voglia di zucchero e di schifezze è destinata a manifestarsi, soprattutto se sei un mangiatore emotivo. La chiave è trovare sostituti più sani per questi alimenti. Gli antipasti, le bevande e i dessert elencati in questo libro sono alternative sane per le schifezze trasformate.

Ridurre il consumo di caffeina

La caffeina, essendo un potente stimolante, è pericolosa se consumata quotidianamente. Mentre pratichi un'alimentazione sana, riduci il numero di bevande con caffeina che assumi quotidianamente.

Capitolo 2. Guida agli alimenti della dieta curativa per la tiroide

Tutte le ricette della dieta curativa per la tiroide contengono ingredienti che possono essere coltivati in un giardino o acquistati in un negozio di alimentari locale. Ci sono tre categorie di cibo quando si pianifica una Thyroid Healing Diet, queste sono:

- Cibi eccellenti
- Cibi moderati
- Cibi peggiori

Queste tre categorie hanno solo una cosa in comune: il consumo eccessivo di uno qualsiasi degli alimenti di ogni categoria fa male alla tiroide. Esercitatevi con moderazione quando mangiate.

I migliori alimenti per la tiroide (eccellenti e moderati)

Cibi eccellenti

Questi sono gli alimenti che dovrebbero apparire più frequentemente nelle vostre diete. È dimostrato che hanno buoni effetti sullo stato della tiroide. Esempi di alimenti in questa categoria includono:

- Verdi: cime di barbabietola, cicoria, dente di leone, amaranto, ecc.
- Pesce e frutti di mare: tonno, sardine, salmone, gamberetti, crostacei, tilapia, vongole, capesante, granchi, cozze, ostriche, ecc.

- Noci e semi: noci del Brasile, noci, semi di zucca, nocciole, semi di canapa, semi di sesamo, anacardi, semi di girasole, noci di macadamia, ecc.
- Pollame: Pollo, tacchino, anatra, ecc.
- Prodotti di pollame: uova di gallina, uova di tacchino, uova di quaglia, uova di anatra, ecc.
- Latticini: yogurt, parmigiano, yogurt greco, mozzarella fresca, ecc.
- Cibi animali: manzo macinato extra magro, agnello, costolette di maiale, ecc.
- Grassi sani: olio extravergine d'oliva, olio di cocco, ecc.

Cibi moderati

Questi sono alimenti eccellenti per la tiroide, ma dovrebbero essere consumati con parsimonia, poiché quantità elevate potrebbero anche essere dannose per la tiroide.

- Verdure: cavolfiori, broccoli, cavoli, cavoli, cavolini di Bruxelles, spinaci, barbabietole, okra, ecc.
- Frutta: fragole, pesche, pere, ecc.
- Tuberi: patate dolci, manioca, ecc.
- Legumi: soia, latte di soia, fagioli edamame, tofu, tempeh, ecc.
- Erbe e spezie: sale normale.
- Pesce e frutti di mare: pesce spada, squalo, sgombro, kingfish, ecc.
- Noci e semi: arachidi, pinoli, miglio, ecc.

I peggiori cibi da evitare per la tiroide.

Questi sono alimenti che dovrebbero essere evitati a tutti i costi quando si mangia per gestire i disturbi della tiroide. Essi includono;

- Zucchero aggiunto: gelati, cioccolato puro, zucchero filato, caramelle, zucchero (di canna, bianco, ecc.), pasticcini, dolci, ecc.
- Cereali raffinati: pane bianco, pasta normale, pasta per pizza, ecc.
- Grassi trans: margarina, salsicce, carni lavorate, ecc.
- Olio raffinato: olio di canola, olio di semi di cotone, olio di soia, ecc.
- Prodotti alimentari altamente lavorati

Per evitare di acquistare erroneamente questi cibi malsani, dovete controllare le etichette di ogni cibo confezionato che comprate. Alcuni produttori di cibo confezionato cercano di ingannare la gente etichettando erroneamente i loro cibi come naturali al 100%; tuttavia, non possono mentire nelle etichette dei loro prodotti. Tutti gli ingredienti e le sostanze chimiche usate nella produzione saranno elencati nelle etichette; fate bene a controllare prima dell'acquisto.

Consigli per le bevande

Il consumo eccessivo di alcol è noto per danneggiare la salute in generale, e la tiroide non fa eccezione. La Thyroid Healing Diet non limita il consumo di alcol. Tuttavia, ti consiglia anche di praticare la moderazione.

Una singola bottiglia di birra non ti danneggerà, ma il consumo frequente di un'intera bottiglia di vodka non influenzerà solo il tuo fegato ma anche la tua tiroide. Gli studi hanno dimostrato che i dipendenti dall'alcol hanno maggiori possibilità di sviluppare ipotiroidismo. Perciò, quando si tratta di alcol, vai con cautela e pratica il minimalismo.

Capitolo 3. Ricette per la colazione

1. Casseruola di zucchine e uova

Tempo di preparazione: 10 minuti

Tempo di cottura: 30 minuti

Porzioni: 8

Ingredienti:

- 10 uova

- 3 pomodori ciliegia, dimezzati

- 1/2 tazza di funghi, affettati

- 1/3 di tazza di prosciutto, tritato

- 1 zucchina piccola, tagliata a rondelle

- 1/2 tazza di spinaci

- 2/3 di tazza di panna pesante

- Pepe

- Sale

Indicazioni:

1. Preriscaldare il forno a 350 °F. Ungere una teglia da 9*13 pollici e metterla da parte.

2. In una grande ciotola, sbattere le uova con la panna pesante, il pepe e il sale. Mescolare i pomodori, i funghi, il prosciutto, le zucchine e gli spinaci.

3. Versare il composto di uova nella padella preparata e cuocere per 30-35 minuti.

4. Servire e gustare.

Nutrizione:

- Calorie: 134 kcal

- Grasso: 9,8 g

- Carboidrati: 3.4 g

- Zucchero: 2 g

- Proteine: 8,8 g

- Colesterolo: 222 mg

2. Frittata di uova alla salsiccia

Tempo di preparazione: 10 minuti

Tempo di cottura: 23 minuti

Porzioni: 12

Ingredienti:

- 7 uova

- 1 cucchiaino di senape

- 2 tazze di formaggio cheddar, tagliuzzato

- 3/4 di tazza di panna pesante da montare

- 1/4 di cipolla, tritata

- 1/2 peperone verde, tritato

- 1 libbra di salsiccia da colazione

- 1/4 di cucchiaino di pepe

- 1/2 cucchiaino di sale

Indicazioni:

1. Preriscaldare il forno a 350 °F. Ungere una casseruola da 9*13 pollici e mettere da parte.

2. Rosolare la salsiccia in una padella. Aggiungere la cipolla e il peperone e cuocere fino a quando la cipolla è ammorbidita. Togliere la padella dal fuoco.

3. In una ciotola, sbattere le uova con la senape, 1 3/4 di tazza di formaggio, panna, pepe e sale.

4. Distribuire il composto di salsiccia nella casseruola preparata. Versare il composto di uova sopra il composto di salsiccia e coprire con il formaggio rimanente.

5. Cuocere per 20-23 minuti.

6. Servire e gustare.

Nutrizione:

- Calorie: 271 kcal

- Grasso: 22,4 g

- Carboidrati: 1.4 g

- Zucchero: 0,7 g

- Proteine: 15,6 g

- Colesterolo: 157 mg

3. Quiche al formaggio facile

Tempo di preparazione: 10 minuti

Tempo di cottura: 45 minuti

Porzioni: 6

Ingredienti:

- 12 uova

- 12 cucchiai di burro fuso

- 4 once di formaggio cremoso, ammorbidito

- 8 once di formaggio cheddar, grattugiato

- Pepe

- Sale

Indicazioni:

1. Distribuire il formaggio cheddar nella teglia da 9-5 pollici.

2. Aggiungere le uova, il formaggio cremoso, il burro, il pepe e il sale nel frullatore e frullare fino a quando sono ben combinati.

3. Versare il composto di uova sul formaggio nella tortiera e cuocere a 325 °F per 45 minuti.

4. Tagliare a fette e servire.

Nutrizione:

- Calorie: 548 kcal

- Grasso: 50,9 g

- Carboidrati: 1.7 g

- Zucchero: 0,9 g

- Proteine: 22,2 g

- Colesterolo: 449 mg

4. Cuocere i broccoli all'uovo

Tempo di preparazione: 10 minuti

Tempo di cottura: 30 minuti

Porzioni: 6

Ingredienti:

- 12 uova

- 2 tazze di cimette di broccoli, tritate

- 1/2 tazza di formaggio cheddar, tagliuzzato

- 3/4 di cucchiaino di polvere di cipolla

- 1/2 tazza di latte di cocco non zuccherato

- Pepe

- Sale

Indicazioni:

1. Preriscaldare il forno a 350 °F. Ungere una teglia da 9*13 pollici.

2. In una ciotola, sbattere le uova con il formaggio, la cipolla in polvere, il latte, il pepe e il sale. Aggiungere i broccoli.

3. Versare il composto di uova nel piatto preparato e cuocere per 30 minuti.

4. Tagliare a fette e servire.

Nutrizione:

- Calorie: 221 kcal

- Grasso: 16,7 g

- Carboidrati: 4.2 g

- Zucchero: 2 g

- Proteine: 14,8 g

- Colesterolo: 337 mg

5. Quiche di colazione al ranch

Tempo di preparazione: 10 minuti

Tempo di cottura: 55 minuti

Porzioni: 6

Ingredienti:

- 8 uova

- 1 tazza di panna acida

- 1 cucchiaio di condimento ranch

- 1 1/2 tazze di formaggio cheddar, tagliuzzato

- 1 libbra di salsiccia italiana macinata

Indicazioni:

1. Preriscaldare il forno a 350 °F.

2. Rosolare la salsiccia in una padella da forno e scolarla bene.

3. In una ciotola, sbattere le uova con il condimento ranch e la panna acida. Aggiungere il formaggio cheddar.

4. Versare il composto di uova sulla salsiccia nella padella. Coprire la padella con un foglio di alluminio.

5. Cuocere per 30 minuti. Rimuovere la pellicola e cuocere per altri 25 minuti.

6. Servire e gustare.

Nutrizione:

- Calorie: 511 kcal

- Grasso: 40,6 g

- Carboidrati: 3.8 g

- Zucchero: 2 g

- Proteine: 29 g

- Colesterolo: 318 mg

6. Quiche di pollo e formaggio

Tempo di preparazione: 10 minuti

Tempo di cottura: 45 minuti

Porzioni: 4

Ingredienti:

- 8 uova

- 1/2 cucchiaino di origano

- 1/4 di cucchiaino di polvere di cipolla

- 1/4 di cucchiaino di aglio in polvere

- 1/4 di tazza di mozzarella, sminuzzata

- 5 once di petto di pollo cotto, tritato

- 1/4 di cucchiaino di pepe

- 1/2 cucchiaino di sale

Indicazioni:

1. Preriscaldare il forno a 350 °F.

2. In una ciotola, sbattere le uova con origano, cipolla in polvere, pepe e sale. Mescolare il formaggio e il pollo.

3. Versare il composto di uova in una tortiera e cuocere per 35-45 minuti.

4. Tagliare a fette e servire.

Nutrizione:

- Calorie: 173 kcal

- Grasso: 10 g

- Carboidrati: 1.2 g

- Zucchero: 0,8 g

- Proteine: 19,2 g; Colesterolo: 351 mg

7. Frittata di tacchino e formaggio

Tempo di preparazione: 10 minuti

Tempo di cottura: 25 minuti

Porzioni: 8

Ingredienti:

- 8 uova

- 8 once di carne di tacchino

- 2 cucchiai di formaggio cheddar, tagliuzzato

- 2 cucchiai di parmigiano, tagliuzzato

- 1/2 cucchiaino di origano

- 1/2 cucchiaino di timo

- 1/4 di cucchiaino di pepe

- 1/4 di cucchiaino di sale

Indicazioni:

1. Preriscaldare il forno a 350 °F.

2. Rivestire una padella da 8 pollici con la carne di tacchino.

3. In una ciotola, sbattere le uova con origano, timo, pepe e sale. Versare il composto di uova sulla carne.

4. Cospargere il parmigiano e il formaggio cheddar.

5. Cuocere per 20-25 minuti.

6. Servire e gustare.

Nutrizione:

- Calorie: 108 kcal

- Grasso: 6 g

- Carboidrati: 1.2 g

- Zucchero: 0,4 g

- Proteine: 11,8 g

- Colesterolo: 178 mg

Capitolo 4. Ricette per il pranzo

8. Tacos di pesce fritto con salsa di mais croccante

Tempo di preparazione: 30 minuti

Tempo di cottura: 10 minuti

Porzioni: 6

Ingredienti:

- 1 piccola cipolla rossa, tagliata a dadini

- 1 tazza di jicama, sbucciata e tagliata a dadini

- 1/2 tazza di peperone rosso, tagliato a dadini

- 1 tazza di foglie di coriandolo, tritate

- 1 lime piccolo, sbucciato e spremuto

- 2 cucchiai di pepe di cayenna,

- 1 cucchiaio di pepe nero macinato

- 2 cucchiai di sale,

- 6 filetti di tilapia, 4 once ciascuno

- 2 cucchiai di olio extravergine d'oliva

- 12 tortillas di mais, leggermente riscaldate

- 2 cucchiai di panna acida

Indicazioni:

1. Preriscaldate la griglia e oliate leggermente le griglie.

2. Mescolare le tortillas di mais, la cipolla, il peperone, il cilantro, il succo di lime, la scorza e la jicama in una ciotola media. Questo servirà come salsa di mais.

3. In un'altra ciotola, mescolare il pepe di cayenna, il sale, il pepe nero e l'olio d'oliva. Questo servirà come glassa.

4. Spennellare la glassa su ogni filetto. Assicuratevi che entrambi i lati siano ricoperti.

5. Disporre i filetti sulla griglia e grigliare per 3 minuti su ogni lato.

6. Per una porzione, disporre un filetto, la salsa di mais e la panna acida su due tortillas di mais.

Nutrizione:

- Calorie: 351 kcal

- Carboidrati: 40g

- Grasso:10g

- Proteine: 29g

9. Zuppa di salmone

Tempo di preparazione: 30 minuti

Tempo di cottura: 10 minuti

Porzioni: 8

Ingredienti:

- 3 cucchiai di formaggio cremoso

- 2 tazze di brodo di pollo

- 1 cucchiaino di aglio macinato

- 2 patate medie, tagliate a dadini

- 15 once di lattina di crema di mais

- 2 carote, affettate

- 1 cucchiaino di sale

- 1 cucchiaino di pepe nero macinato

- 1/2 tazza di sedano, tritato

- 1 cucchiaino di aneto essiccato

- 2 cipolle medie, tritate

- 2 salmoni in scatola, 16 once ciascuno

- 12 once di latte evaporato

- 1/2 libbra di formaggio Cheddar, tagliuzzato

27

Indicazioni:

1. Utilizzare il formaggio cremoso per soffriggere cipolle, aglio e sedano fino a quando le cipolle diventano traslucide.

2. Mescolare nel brodo, patate, patate, carote, pepe, sale e aneto. Portare a ebollizione, poi abbassare il fuoco e cuocere a fuoco lento per 20 minuti.

3. Aggiungere il salmone, il latte, il mais e il formaggio. Aspettare che il formaggio si sciolga completamente, poi togliere dal fuoco. Servire.

Nutrizione:

- Calorie: 490 kcal

- Carboidrati: 27g

- Grasso: 26

- Proteine: 29g

10. Gamberi al forno al cocco

Tempo di preparazione: 15 minuti

Tempo di cottura: 15 minuti

Porzioni: 4

Ingredienti:

- 1 libbra di gamberi grandi, decorticati e sgusciati

- 1 cucchiaino di sale

- 3/4 di cucchiaino di pepe di Caienna

- 2 tazze di fiocchi di cocco zuccherati

- 3 albumi d'uovo, sbattuti fino a renderli spumosi

- 1/3 di tazza di amido di mais

Indicazioni:

1. Preriscaldare il forno a 400 °F. Rivestire una teglia da forno con spray antiaderente.

2. In una piccola ciotola, mescolare amido di mais, pepe di cayenna e sale. Mettere da parte.

3. Versare i fiocchi di cocco in una ciotola separata e metterli da parte.

4. Lavare i gamberi, poi asciugarli con carta assorbente. Rivestire ogni gambero uno alla volta immergendolo nella

29

miscela di amido di mais, poi immergerlo nella schiuma d'uovo prima di farlo rotolare sui fiocchi di cocco. Assicurarsi che ogni gambero sia ben rivestito prima di disporlo sulla teglia preparata.

5. Cuocere fino a quando i gamberi diventano rosa e la noce di cocco è dorata. Questo richiederà circa 15-20 minuti. Ricordatevi di girare i gamberi dopo 10 minuti.

6. Lasciare raffreddare, poi servire.

Nutrizione:

- Calorie: 310 kcal

- Carboidrati: 27g

- Grasso: 11

- Proteine: 22g

11. Capesante alla griglia

Tempo di preparazione: 5 minuti

Tempo di cottura: 8 minuti

Porzioni: 3

Ingredienti:

- 1-1/2 libbre di capesante
- 1 cucchiaino di sale all'aglio
- 2 cucchiai di formaggio cremoso, sciolto
- 2 cucchiai di succo di limone

Indicazioni:

1. Accendere la griglia.

2. Sciacquare le capesante e disporle in una teglia. Cospargere con sale all'aglio, succo di limone e crema di formaggio.

3. Far bollire per 6-8 minuti e togliere dal forno quando le capesante diventano dorate.

4. Servire con formaggio cremoso fuso sul lato per l'immersione.

Nutrizione:

- Calorie: 273 kcal

- Carboidrati: 7g

- Grasso: 9

- Proteine: 38g

12. Insalata di riso e tonno

Tempo di preparazione: 1 ora e 10 minuti

Tempo di cottura: 0 minuti

Porzioni: 6

Ingredienti:

- 2 tazze di riso bianco, cotto

- 1 lattina (5 once) di tonno, sgocciolato

- 1 lattina (8 once) di mais dolce, scolata

- 2 cucchiai di sottaceti dolci

- 1/2 tazza di condimento cremoso per insalata

Indicazioni:

1. Versare il riso cotto in una grande ciotola.

2. Aggiungere il tonno, il mais dolce, i sottaceti e il condimento dell'insalata. Mescolare, poi mettere in frigo per 1 ora.

3. Servire.

Nutrizione:

- Calorie: 234 kcal

- Carboidrati: 36g

- Grasso: 6

- Proteine: 9g

Capitolo 5. Ricette vegane e vegetariane

13. Fagioli neri cubani

Tempo di preparazione: 5 minuti

Tempo di cottura: 35 minuti

Porzioni: 4

Ingredienti:

- 1 peperone verde medio

- 4-1/4 fagioli neri cotti senza sale aggiunto

- 2 tazze di succo di pomodoro senza sale aggiunto

- 1 tazza di salsa di pomodoro senza sale aggiunto

- 4 spicchi d'aglio, tritati

- 1 cucchiaino di cumino

- 1/2 cucchiaino di zenzero in polvere

- 1/3 di cucchiaino di pepe nero macinato

- 1/3 di tazza di coriandolo

- 1 cucchiaio di aceto di vino rosso

- 1-1/2 tazza di fagioli secchi

- 1 cucchiaio di acqua

Indicazioni:

1. Aggiungere 1 cucchiaio d'acqua in una grande casseruola, poi mettere a fuoco medio.

2. Aggiungere le cipolle e il peperone all'acqua e cuocere fino a quando sono teneri. Questo richiederà circa 2 minuti.

3. Aggiungere il resto degli ingredienti tranne il coriandolo e l'aceto. Lasciare bollire, poi coprire e ridurre il fuoco. Lasciare sobbollire per 25 minuti, poi mescolare il coriandolo e l'aceto.

4. Servire.

Nutrizione:

- Calorie: 255kcal

- Carboidrati: 46g

- Grasso: 3g

- Proteine: 15g

14. Avocado e Mango Lettuce Wrap

Tempo di preparazione: 10 minuti

Tempo di cottura: 0 minuti

Porzioni: 2

Ingredienti:

- 1 mango medio, tagliato a dadini

- 1 pomodoro medio, tritato

- 1 grande avocado maturo, sbucciato e snocciolato

- 1 cetriolo medio, tagliato a dadini e sbucciato

- 1 cucchiaio di succo di lime

- 6 foglie di lattuga romana (o verde collard)

Indicazioni:

1. Schiacciare l'avocado per formare una crema in una ciotola. Aggiungere il mango tagliato a dadini, il pomodoro, il cetriolo e il succo di lime, poi mescolare.

2. Spalmare la miscela di formaggio cremoso all'avocado su ciascuna delle foglie di lattuga e arrotolare per formare un involucro.

3. Servire

Nutrizione:

- Calorie: 281kcal

- Carboidrati: 36g

- Grasso: 16g

- Proteine: 8g

Capitolo 6. Ricette per la cena

15. Chili di pollo ai fagioli bianchi

Tempo di preparazione: 10 minuti

Tempo di cottura: 25 minuti

Porzioni: 9

Ingredienti:

- 2 cucchiai di olio extravergine d'oliva

- 1 cipolla grande, tritata

- 2 spicchi d'aglio, tritati

- 15 once di brodo di pollo

- 18. 75 once di tomatillos, tritati e scolati

- 16 once di pomodori, tagliati a dadini

- 7 once di peperoncini verdi, tagliati a dadini

- 1/2 cucchiaino di origano secco

- 1/2 cucchiaino di semi di coriandolo macinati

- 1 cucchiaino di sale

- 15 once di fagioli bianchi

- 1/4 di cumino macinato

- 1 libbra di pollo cotto, tagliato a dadini

- 2 spighe di mais fresco

- 1/3 di parmigiano, grattugiato

Indicazioni:

1. Versare l'olio d'oliva in una pentola antiaderente di grandi dimensioni e metterla a fuoco medio. Quando l'olio comincia a sfrigolare, aggiungere le cipolle e l'aglio, poi mescolare fino a quando le cipolle diventano traslucide.

2. Mescolare i pomodori, il brodo, i peperoncini, i tomatillos e le spezie. Lasciare bollire, poi ridurre il calore e cuocere a fuoco lento per 10 minuti.

3. Mescolare il mais, i fagioli e il pollo, poi cuocere a fuoco lento per 5 minuti.

4. Condire con pepe e sale. Mescolare.

5. Coprire con parmigiano e servire.

Nutrizione:

- Calorie: 220 kcal

- Carboidrati: 6.1g

- Grasso: 21.2g

- Proteina: 20.1g

16. Gumbo di piselli dall'occhio nero

Tempo di preparazione: 15 minuti

Tempo di cottura: 55 minuti

Porzioni: 4

Ingredienti:

- 1 cucchiaio di olio extravergine d'oliva

- 1 cipolla grande, tritata

- 2 spicchi d'aglio, tritati

- 2 tazze di brodo di pollo

- 14 once di pomodori, tagliati a dadini

- 10 once di pomodori e peperoncini verdi, tagliati a dadini

- 60 once di piselli dall'occhio nero

- 1 peperone verde medio, tritato

- 1 tazza di riso integrale

- 5 gambi di sedano, tritati

Indicazioni:

1. Versare l'olio d'oliva in una pentola antiaderente di grandi dimensioni e metterla a fuoco medio. Una volta che l'olio

inizia a sfrigolare, aggiungere le cipolle, l'aglio, il sedano e il pepe, poi mescolare fino a quando il sedano diventa tenero.

2. Mescolare il riso, il brodo di pollo, i piselli dall'occhio nero con il loro succo, i pomodori tagliati a cubetti e i pomodori e i peperoncini tagliati a cubetti. Lasciare bollire, poi ridurre il calore e cuocere a fuoco lento per 45 minuti.

3. Servire.

Nutrizione:

- Calorie: 187 kcal

- Carboidrati: 23.1g

- Grasso: 3.8g

- Proteine: 15.3g

17. Stufato di rutabaga

Tempo di preparazione: 20 minuti

Tempo di cottura: 4 ore e 5 minuti

Porzioni: 4

Ingredienti:

- 1 cucchiaio di olio extravergine d'oliva

- 1-1/2 libbre di pollo, tagliuzzato

- 4 rutabaghe, tagliate a dadini e sbucciate

- 4 barbabietole medie, sbucciate e tagliate a dadini

- 3 gambi di sedano, tagliati a dadini

- 4 carote medie, tagliate a dadini

- 1 piccola cipolla rossa, tagliata a dadini

- Acqua, per coprire

Indicazioni:

1. Versare l'olio in una grande pentola da minestra, poi metterlo a fuoco medio.

2. Quando l'olio comincia a sfrigolare, aggiungere il pollo. Lasciare friggere per 3-5 minuti, o fino a quando entrambi i lati diventano marroni.

3. Aggiungere le rutabaghe, le carote, le barbabietole, la cipolla rossa e il sedano nella pentola, poi versare abbastanza acqua per coprire completamente il composto di verdure.

4. Ridurre il fuoco e lasciare sobbollire per 4 ore. Mantenere le verdure sommerse aggiungendo acqua periodicamente.

5. Servire.

Nutrizione:

- Calorie: 111 kcal

- Carboidrati: 12.9g

- Grasso: 2.1g

- Proteina: 10.7g

18. Stufato di pomodoro e lenticchie al curry

Tempo di preparazione: 10 minuti

Tempo di cottura: 50 minuti

Porzioni: 2

Ingredienti:

- 1 tazza di acqua

- 1/2 tazza di lenticchie secche

- 5 once di pomodori stufati

- 1 cipolla piccola, tritata

- 2 gambi di sedano, tritati

- 1/3 di cucchiaino di curry in polvere

- 1/2 cucchiaino di sale

- 3 spicchi d'aglio, tritati

- 1/2 cucchiaino di pepe nero macinato

Indicazioni:

1. Mescolare le lenticchie e l'acqua in una pentola di medie dimensioni e mettere a fuoco medio per bollire.

2. Ridurre il calore, mescolare il sedano, la cipolla e i pomodori e cuocere a fuoco lento per 45 minuti. Mescolare lo stufato

ogni 15 minuti e aggiungere acqua se necessario. Negli ultimi 15 minuti, aggiungere le spezie: sale, pepe, aglio e curry.

3. Al termine dei 45 minuti, togliere dal fuoco e servire.

Nutrizione:

- Calorie: 206 kcal

- Carboidrati: 36.9g

- Grasso: 0.8g

- Proteina: 13.7g

Capitolo 7. Antipasti

19. Tagine di verdure

Tempo di preparazione: 10 minuti

Tempo di cottura: 1 ora

Porzioni: 4

Ingredienti:

- 1 cipolla grande, tagliata sottile

- 2 carote medie, tagliate a dadini

- 1 peperone rosso medio, tritato

- 1 cucchiaino di cannella

- 1 cucchiaino di curcuma

- 2 pomodori medi, tagliati a dadini

- 1/2 albicocca secca

- 1 pomodoro grande, affettato

- 1 spicchio d'aglio, tritato

- 1/2 tazza di brodo vegetale senza sale aggiunto

- 1 tazza di acqua

- 1 zucchina media, tagliata a dadini

- 1 cucchiaio di succo di limone

- 1/2 tazza di fagioli secchi

- 2 cucchiai di coriandolo, tritato

- 1-1/2 fagioli ceci, cotti

Indicazioni:

1. Mettere a bagno le albicocche in acqua calda per 20 minuti. Aggiungere abbastanza acqua da coprire.

2. Versare 1 tazza d'acqua in una grande casseruola e metterla a fuoco medio. Aggiungere il peperone, le carote e la cipolla. Coprire e portare a ebollizione.

3. Una volta bollito, mescolate le zucchine, la cannella, i pomodori, la curcuma, l'aglio e il brodo vegetale. Abbassare il fuoco e cuocere a fuoco lento per 25 minuti.

4. Scolare le albicocche, tritarle e aggiungerle alla padella. Aggiungere anche l'acqua di ammollo, il succo di limone, l'uvetta e i ceci. Cuocere per 5 minuti.

5. Aggiungere il coriandolo. Mescolare.

6. Servire.

Nutrizione:

- Calorie: 242kcal

- Carboidrati: 48g

- Grasso: 2.9g

- Proteine: 12g

20. Bietole alla scorza d'arancia

Tempo di preparazione: 5 minuti

Tempo di cottura: 10 minuti

Porzioni: 4

Ingredienti:

- 2 scalogni, tritati

- 2 spicchi d'aglio, tritati

- 1 arancia media, spremuta e sbucciata

- 2 mazzi di bietole, foglie e gambo, separati e tritati

- 1/4 di cucchiaino di pimento

- 1/4 di cucchiaino di fiocchi di peperoncino chipotle

- 2 cucchiai di aceto di arance rosse

Indicazioni:

1. Soffriggere l'aglio, lo scalogno e i gambi di bietola in una padella antiaderente per circa 5 minuti. Mescolare continuamente per evitare di bruciare.

2. Aggiungere il succo e la scorza d'arancia, i fiocchi di peperoncino e il pimento.

3. Deglassare la padella con l'aceto, poi aggiungere le foglie di bietola. Cuocere a vapore per circa 3 minuti.

4. Servire.

Nutrizione:

- Calorie: 35kcal

- Carboidrati: 7g

- Grasso: 0,2g

- Proteine: 2g

21. Insalata di alghe

Tempo di preparazione: 10 minuti

Tempo di cottura: - minuti

Porzioni: 4

Ingredienti:

- 3/4 once di alga wakame essiccata, tagliata

- 3 cucchiai di aceto di riso, non condito

- 3 cucchiai di salsa Worcestershire

- 1 cucchiaio di olio di sesamo

- Fiocchi di pepe rosso

- 1 cucchiaino di zenzero, grattugiato

- 1/2 cucchiaino di aglio tritato

- 2 scalogni, tagliati sottili

- 1/4 di tazza di carote, tagliuzzate

- 2 cucchiai di coriandolo, tritato

- 1 cucchiaio di semi di sesamo, tostati

Indicazioni:

1. Preparare acqua calda in una ciotola media e immergervi le alghe per 5 minuti. Assicurati che la ciotola sia coperta.

2. Togliere le alghe dall'acqua di ammollo e sciacquarle. Assicuratevi di spremere l'acqua in eccesso.

3. In una ciotola a parte, mescolate l'aceto, l'olio di sesamo, la salsa di soia, i fiocchi di pepe, l'aglio e lo zenzero. Poi aggiungere le alghe strizzate, le carote, gli scalogni e il coriandolo. Mescolare fino a quando non sono ben combinati.

4. Cospargere i semi di sesamo sull'insalata.

5. Servire.

Nutrizione:

- Calorie: 291kcal

- Carboidrati: 38g

- Grasso: 1,5g

- Proteine: 19g

22. Bietole e fagioli italiani

Tempo di preparazione: 10 minuti

Tempo di cottura: - minuti

Porzioni: 4

Ingredienti:

- 6 spicchi d'aglio, tritati

- 1/2 tazza di fagioli secchi

- 1/2 cucchiaino di polvere di condimento italiano senza sale

- 1-1/2 tazze di fagioli rossi

- 3 pomodori grandi, tritati

- 1 libbra di bietole

- 1-1/2 salsa di pomodoro, senza sale

Indicazioni:

1. Mescolare tutti gli ingredienti in una pentola e mettere a fuoco basso. Cuocere a fuoco lento fino a quando la bietola diventa morbida. Mescolare continuamente.

Nutrizione:

- Calorie: 174kcal

- Carboidrati: 34g

- Grasso: 1g

- Proteine: 13g

23. Spinaci con funghi e porri

Tempo di preparazione: 5 minuti

Tempo di cottura: 15 minuti

Porzioni: 4

Ingredienti:

- 8 once di funghi, tagliati a fette

- 2 spicchi d'aglio, tritati

- 10 once di spinaci

- 2 porri medi, tritati

- 1/3 di cucchiaino di timo secco

- 1/4 di cucchiaino di pepe nero

- 1 cucchiaio di sherry da cucina

- 1 cucchiaio di lievito alimentare

- 1/3 cucchiaino di pepe rosso macinato

Indicazioni:

1. Aggiungere 2 cucchiai d'acqua in una grande padella e metterla a fuoco medio. Aggiungere i funghi, l'aglio e i porri. Far bollire fino a quando l'acqua evapora completamente. Questo richiederà circa 4 minuti.

2. Aggiungere gli spinaci, poi aspettare che gli spinaci siano abbastanza appassiti prima di aggiungere il timo, il pepe rosso e il pepe nero. Coprire, poi aspettare 2 minuti per aggiungere l'aceto e il lievito nutrizionale. Mescolate.

3. Servire.

Nutrizione:

- Calorie: 139 kcal

- Carboidrati: 26g

- Grasso: 1.2g

- Proteine: 11g

Capitolo 8. Ricette di carne

24. Stufato di manzo di campagna

Tempo di preparazione: 5 minuti

Tempo di cottura: 2 ore

Porzioni: 8

Ingredienti:

- 2 libbre di carne di manzo disossata, tagliata a cubetti di 1 pollice

- 2 carote medie, affettate

- 2 cucchiai di olio extravergine d'oliva

- 1 cipolla media, tritata

- 1-1/2 tazze di acqua

- 1 cucchiaio di salsa Worcestershire

- 3/4 di cucchiaino di dragoncello

- 1/2 cucchiaino di pepe nero

- 2 tazze di pomodori in scatola senza sale aggiunto

- 1 spicchio d'aglio, tritato

Indicazioni:

1. In una padella media, fate rosolare metà del manzo. Questo richiederà circa cinque minuti.

2. Togliere il manzo con attenzione, poi rosolare l'altra metà del manzo. Una volta fatto, unire entrambi i manzi rosolati nella padella.

3. Aggiungere l'acqua, la salsa Worcestershire, i pomodori, le cipolle, il dragoncello, l'aglio e il pepe nero. Portare a ebollizione.

4. Abbassate il fuoco e lasciate sobbollire, coperto, per circa un'ora. Aggiungere le carote, far sobbollire per 20 minuti, poi aumentare il fuoco e aggiungere i fagioli. Cuocere per 5 minuti.

5. Servire.

Nutrizione:

- Calorie: 587 kcal

- Carboidrati: 42g

- Grasso: 26g

- Proteine: 46g

25. Stufato irlandese

Tempo di preparazione: 5 minuti

Tempo di cottura: 1 ora e 30 minuti

Porzioni: 8

Ingredienti:

- 2 libbre di carne di manzo in umido

- 1/4 di tazza di amido di mais

- 4 patate, tagliate in quarti

- 1 tazza di cipolla media, affettata

- 12 once di birra scura

- 1/2 tazza di acqua

- 2 tazze di brodo di manzo

- 3 cucchiai di concentrato di pomodoro senza sale aggiunto

- 1 spicchio d'aglio, tritato

- 2 carote medie, affettate

- 2 rape, tagliate in quarti

- 1 cucchiaino di rosmarino

- 1/4 di cucchiaino di pepe nero, macinato

- 2 foglie di alloro

Indicazioni:

1. Versare tutti gli ingredienti (tranne l'amido di mais e l'acqua) in una pentola e cuocere fino a quando la carne e le patate sono tenere. Questo può richiedere fino a un'ora.

2. Mescolare l'amido di mais e l'acqua in una ciotola, poi aggiungere alla pentola dello stufato. Cuocere per circa 30 minuti fino a quando la zuppa è ben addensata.

3. Servire.

Nutrizione:

- Calorie: 420 kcal

- Carboidrati: 43g

- Grasso: 12g

- Proteine: 43g

26. Stufato di melanzane

Tempo di preparazione: 5 minuti

Tempo di cottura: 1 ora

Porzioni: 6

Ingredienti:

- 1-1/2 libbre di carne di manzo in umido, a cubetti

- 2 cucchiai di olio extravergine d'oliva

- 2 tazze di pomodori in scatola senza sale aggiunto

- 1 cipolla media, tritata

- 1/2 cucchiaino di origano

- 1/2 cucchiaino di basilico

- 1/2 cucchiaino di cumino

- 1/4 di cucchiaino di fiocchi di pepe rosso

- 1/2 cucchiaino di aglio in polvere

- 1 tazza di acqua

- 2 cucchiai di concentrato di pomodoro senza sale aggiunto

- 1 tazza di vino bianco

- 1 patata, sbucciata e tagliata a cubetti

- 1 melanzana, sbucciata e tagliata a cubetti

- 2 funghi, affettati

Indicazioni:

1. In una padella media, fate rosolare metà del manzo. Questo richiederà circa cinque minuti.

2. Togliere il manzo con attenzione, poi rosolare l'altra metà del manzo. Una volta fatto, scolare l'olio e unire entrambi i manzi rosolati nella padella.

3. Mescolare l'acqua, il concentrato di pomodoro, i pomodori, le cipolle e le spezie. Portare a ebollizione.

4. Abbassare il fuoco, tenere coperto e cuocere a fuoco lento per 45 minuti.

5. Aggiungere le patate e il vino, mescolare e continuare a cuocere a fuoco lento per altri 10 minuti.

6. Aggiungere le melanzane a cubetti e i funghi. Cuocere a fuoco lento per 20 minuti e togliere dal fuoco.

7. Servire.

Nutrizione:

- Calorie: 504 kcal

- Carboidrati: 23g

- Grasso: 27g

- Proteine: 36g

27. Zuppa contadina

Tempo di preparazione: - minuti

Tempo di cottura: 45 minuti

Porzioni: 6

Ingredienti:

- 1 libbra di roast beef, tritato

- 2 tazze di brodo di manzo

- 1/2 tazza di rape, a cubetti

- 1 libbra di verdure miste in scatola

- 1 tazza di pomodori in scatola senza sale aggiunto

Indicazioni:

1. Mescolare tutti gli ingredienti in una grande pentola e mettere a fuoco basso. Cuocere a fuoco lento per 45 minuti fino a quando le verdure sono tenere.

2. Servire.

Nutrizione:

- Calorie: 198 kcal

- Carboidrati: 13g

- Grasso: 5g; Proteine: 25g

28. Stufato di manzo e funghi

Tempo di preparazione: 5 minuti

Tempo di cottura: 1 ora

Porzioni: 6

Ingredienti:

- 2 tazze di pomodori in scatola senza sale aggiunto

- 14 once di brodo di manzo

- 1/2 tazza di vino rosso

- 1/4 di cucchiaino di pepe nero macinato

- 5 patate medie, in quarti

- 3 carote medie, affettate

- 2 funghi, affettati

- 1 foglia di alloro

- 1/4 di cucchiaino di rosmarino secco

- 3 cucchiai di farina

- 1/4 di tazza di acqua

- 1-1/2 libbre di bistecca di manzo rotonda, tagliata a cubetti

Indicazioni:

1. Mescolare tutti gli ingredienti (tranne la farina, i pomodori e l'acqua) in una grande pentola e mettere a fuoco medio. Coprire e cuocere per 1 ora.

2. Mescolare la farina, l'acqua e i pomodori in una piccola ciotola.

3. Aggiungere il composto di pomodori alla pentola. Cuocere fino a quando lo stufato inizia ad addensarsi. Questo può richiedere circa 10-20 minuti

4. Servire.

Nutrizione:

- Calorie: 507 kcal

- Carboidrati: 59g

- Grasso: 7g,

- Proteine: 50g

Capitolo 9. Ricette con pollo e pollame

29. Chili Pronto

Tempo di preparazione: 5 minuti

Tempo di cottura: 30 minuti

Porzioni: 4

Ingredienti:

- 14-1/2 pomodori con peperoncini verdi, tagliati a dadini
- 2 peperoni verdi, tagliati a dadini
- Lattina 9 0z di verdure miste
- 4-1/2 può essere tritato peperoncini verdi delicati
- 1 cucchiaio di miscela di condimento per chili
- 1-1/2 tazze di pollo cotto, tritato
- 1/4 di tazza di panna acida senza grassi
- 2 scalogni, tagliati sottili e solo la parte bianca e verde
- 2 tazze di tortilla chips al forno

Indicazioni:

1. Mescolare i peperoni, i pomodori, le verdure miste, il condimento chili e i peperoncini in una casseruola media, coprire e portare a ebollizione.

2. Abbassate il fuoco, scoprite e lasciate cuocere a fuoco lento fino a quando le verdure si ammorbidiscono e i sapori si mescolano. Questo può richiedere circa 10 minuti.

3. Aggiungere il pollo e cuocere per 3 minuti. Mescolare periodicamente.

4. Dividere il chili in 4 piccole ciotole. Versare la panna acida in cima e guarnire con gli scalogni.

5. Servire con tortilla chips.

Nutrizione:

- Calorie: 235kcal

- Carboidrati: 30g

- Grasso: 4g

- Proteine: 20g

30. Chili facile con formaggio

Tempo di preparazione: 5 minuti

Tempo di cottura: 30 minuti

Porzioni: 4

Ingredienti:

- 1 cucchiaio di olio extravergine d'oliva

- 2 cucchiai di miscela di condimento per chili

- 14 once di pomodori in scatola, tagliati a dadini

- 1 cipolla grande, tritata

- 2 tazze di chicchi di mais

- 1 tazza di pollo cotto, tritato

- 4 tortillas di farina, 6 pollici ciascuna

- 1/2 tazza di formaggio Monterey Jack a basso contenuto di grassi, tagliuzzato

Indicazioni:

1. Aggiungere l'olio in una grande casseruola, poi mettere a fuoco medio.

2. Aggiungere le cipolle all'olio e soffriggere fino a quando sono traslucide. Questo richiederà circa 2 minuti.

3. Aggiungere il mix di condimenti e cuocere fino a quando l'aroma riempie l'aria. Aggiungere i pomodori e far bollire.

4. Una volta raggiunto il bollore, abbassate il fuoco, scoprite e fate sobbollire per circa tre minuti. Mescolare il pollo e il mais. Continuare a cuocere a fuoco lento per 3 minuti. Mettere da parte.

5. Spruzzare lo spray antiaderente su una grande padella e metterla a fuoco medio. Aggiungere le tortillas

separatamente e cuocere ogni lato per 1 minuto. Tagliare ogni tortilla in forme (di solito triangoli).

6. Aggiungere il formaggio alla salsa di peperoncino e mescolare fino a quando non si scioglie completamente.

7. Servire il chili con triangoli di tortilla tostati.

Nutrizione:

- Calorie: 290kcal

- Carboidrati: 36g

- Grasso: 9g

- Proteine: 19g

31. Insalata di pollo al dragoncello con maionese all'arancia

Tempo di preparazione: 10 minuti

Tempo di cottura: 0 minuti

Porzioni: 4

Ingredienti:

- 2 cucchiaini di dragoncello, tritato

- 1-1/2 cucchiaino di senape di Digione

- 1-1/2 cucchiaino di aceto di sidro di mele

- 1 tazza di uva verde senza semi, dimezzata

- 1/4 di cucchiaino di sale

- 1/8 di cucchiaino di pepe nero

- 2 tazze di petto di pollo cotto tagliuzzato

- 8 foglie di lattuga Boston

- 1 gambo di sedano, tagliato sottile

- 1/4 di tazza di maionese senza grassi

- 1/4 di tazza di cipolla rossa, tagliata sottile

- 1 arancia navel

- 2 cucchiai di noci tritate

Indicazioni:

1. Preparare il condimento mescolando la maionese, la senape, il sale, l'aceto, il dragoncello e il pepe in una ciotola media. Grattugiare circa 1/2 cucchiaino di scorza d'arancia e aggiungere al condimento.

2. Sbucciare e togliere i semi all'arancia, poi tagliarla in 4 quarti.

3. Aggiungere i quarti d'arancia, l'uva, il pollo, il sedano, le noci e la cipolla nel condimento. Mescolate fino a quando non sono ben combinati.

4. Dividere la lattuga in quattro parti uguali. Distribuire l'insalata mista sulla lattuga. Servire.

Nutrizione:

- Calorie: 183kcal

- Carboidrati: 15g

- Grasso: 6g

- Proteine: 19g

32. Fagottini di pollo e prosciutto

Tempo di preparazione: 5 minuti

Tempo di cottura: 50 minuti

Porzioni: 4

Ingredienti:

- 4 petti di pollo

- 1 cucchiaio di olio extravergine d'oliva

- 1/4 di cucchiaino di pepe nero

- 4 fette di mozzarella parzialmente scremata

- 12 foglie di basilico

- 8 fette sottili di prosciutto crudo

Indicazioni:

1. Preriscaldare il forno e impostarlo a 400 °F.

2. Fare delle tasche sul lato di ogni pollo affettando delicatamente la carne. Non tagliare per raggiungere l'altro lato. Inserire una fetta di formaggio e 3 foglie di basilico in ogni tasca. Cospargere di pepe ogni pollo e avvolgere in 2 fette di prosciutto.

3. Aggiungere l'olio d'oliva in una grande padella, poi mettere su fuoco medio-alto. Aggiungere il pollo e friggere fino a quando non è leggermente rosolato. Questo richiederà circa 5-6 minuti.

4. Togliere il pollo dalla padella e metterlo in forno a cuocere per 15 minuti.

5. Togliere dal forno. Raffreddare.

6. Servire.

Nutrizione:

- Calorie: 267kcal

- Carboidrati: 1g

- Grasso: 10g

- Proteine: 40g

33. Wraps di pollo, cilantro e cetrioli

Tempo di preparazione: 5 minuti

Tempo di cottura: 30 minuti

Porzioni: 4

Ingredienti:

- 2 tazze di petto di pollo cotto tagliuzzato

- 1/4 di tazza di maionese a basso contenuto di grassi

- 1 cucchiaino di zenzero, tritato

- 1/4 di tazza di cilantro, tritato

- 4 tortillas di farina, 8 pollici

- 1 cucchiaio di olio di sesamo scuro

- 1/4 di cucchiaino di sale

- 1 cetriolo medio, tagliato a dadini

- 1/4 di cucchiaino di pepe nero

Indicazioni:

1. Mescolare il cetriolo, la maionese, il pollo, il coriandolo, lo zenzero, il sale, l'olio e il pepe in una ciotola media. Mescolare fino a quando non è ben combinato. Mettere da parte per 10 minuti per permettere ai sapori di amalgamarsi.

2. Mettere una grande padella antiaderente a fuoco medio e tostare le tortillas. Assicuratevi che entrambi i lati siano presenti. Togliere dal fuoco dopo 2 minuti.

3. Dividere il ripieno di pollo in parti uguali tra le tortillas e arrotolarle. Dividere i rotoli in metà uguali.

4. Servire.

Nutrizione:

- Calorie: 239kcal

- Carboidrati: 21g

- Grasso: 6g

- Proteine: 24g

Capitolo 10. Insalate e frullati

34. Frullato di mirtillo

Tempo di preparazione: 3 minuti

Tempo di cottura: 0 minuti

Porzioni: 2

Ingredienti:

- 1 tazza di mirtilli

- 1/2 tazza di yogurt greco

- 1/4 di cucchiaino di estratto di vaniglia

- 1/2 tazza di arancia appena spremuta

- 1/2 cucchiaino di cannella

- 3 cubetti di ghiaccio

Indicazioni:

1. Versare tutti gli ingredienti (tranne il ghiaccio) in un frullatore e frullare per 60 secondi.

2. Aggiungere il ghiaccio e frullare fino ad ottenere un risultato omogeneo. Questo può richiedere altri 60 secondi.

Nutrizione:

- Calorie: 195kcal

- Carboidrati: 13.9g

- Grasso: 10.6g

- Proteine: 7,5g

35. Insalata di guacamole

Tempo di preparazione: 5 minuti

Tempo di cottura: 0 minuti

Porzioni: 4

Ingredienti:

- 2 avocado, tagliati a dadini

- 2 cetrioli da giardino, tritati

- 2 tazze di pomodori, affettati

- 1 piccola cipolla rossa/marrone

- 2 scalogni, affettati

- 1 peperone rosso, tritato e privato dei semi

- 1/2 tazza di jalapenos sottaceto

- 1 mazzo di coriandolo tritato

- 2 cucchiai di succo di lime

- 4 cucchiai di olio extravergine d'oliva

- 1 cucchiaio di aceto di sidro di mele

- Sale, a piacere

Indicazioni:

1. Lavare gli ingredienti vegetali e mescolare il cetriolo, l'avocado, i pomodori, la cipolla, lo scalogno, i jalapenos, il coriandolo e il peperoncino in una ciotola di medie dimensioni.

2. Preparare il condimento in una ciotola separata mescolando il succo di lime, l'aceto di sidro di mele e l'olio d'oliva. Aggiungere sale e pepe a piacere.

3. Servire l'insalata nei piatti e versarvi sopra il condimento.

Nutrizione:

- Calorie: 104kcal

- Carboidrati: 13g

- Grasso: 5,5g

- Proteina: 1.2g

36. Insalata di quinoa rossa

Tempo di preparazione: 5 minuti

Tempo di cottura: 15 minuti

Porzioni: 2

Ingredienti:

- 1/2 tazza di quinoa rossa, secca

- 1 tazza di acqua

- 1/4 di tazza di cipolla rossa, tagliata a dadini

- 1/2 tazza di fagioli neri, sciacquati e scolati

- 1/2 cucchiai di olio extravergine d'oliva

- 1 cucchiaio di aceto balsamico

Indicazioni:

1. Versare la quinoa in una ciotola e sciacquarla sotto l'acqua fredda.

2. Trasferire la quinoa in una pentola di medie dimensioni, aggiungere l'acqua e metterla su fuoco medio per farla bollire per 15 minuti.

3. Una volta che la quinoa è pronta, aggiungere gli ingredienti: cipolla rossa, fagioli neri, olio extravergine di oliva e aceto

balsamico. Mescolare fino a quando non sono ben combinati.

4. Servire.

Nutrizione:

- Calorie: 280kcal

- Carboidrati: 32g

- Grasso: 10g

- Proteine: 16g

Capitolo 11. Bevande

37. Frullato di zucca estiva infuso con CBD

Tempo di preparazione: 5 minuti

Tempo di cottura: 5 minuti

Porzioni: 2

Ingredienti:

- 6 once di zucca gialla, tagliata a dadini e con i semi
- 4 once di prediche congelate
- 1/2 banana grande
- 2 misurini di proteine del collagene non aromatizzate in polvere
- 1 tazza di ghiaccio
- 1 cucchiaio di succo di limone
- 1 cucchiaio di miele
- 1 cucchiaino di curcuma macinata
- 1/16 di cucchiaino di cannella macinata
- 1ml di olio di CBD
- 1/16 di cucchiaino di pepe nero macinato

- 1 grande foglia di menta, opzionale

Indicazioni:

1. Frullare tutti gli ingredienti in un frullatore ad alta velocità per circa 60-90 secondi.

2. Servire in tazze e gustare.

Nutrizione:

- Calorie: 250 kcal

- Carboidrati: 41g

- Grasso: 7g

- Proteine: 9g

38. Shooter Shots all'anguria infusi con CBD

Tempo di preparazione: 5 minuti

Tempo di cottura: 5 minuti

Porzioni: 4

Ingredienti:

- 5 once di purea di anguria

- 2-1/2 once di aceto di sidro di mele

- 1 cucchiaio di miele

- 1 ml di olio di CBD

- 1/16 di cucchiaino di spezia per torta di zucca

Indicazioni:

1. Riducete prima l'anguria in purea, se non l'avete già fatto, e misurate 5 once.

2. Aggiungere il miele, l'aceto di sidro di mele e la spezia per la torta di zucca alla purea e frullare fino a che non sia liscia (di solito 60-90 secondi).

3. Aggiungere il CBD e mescolare delicatamente.

4. La bevanda è pronta per essere servita.

Nutrizione:

- Calorie: 30 kcal

- Carboidrati: 7g

- Grasso: 0g

- Proteine: 0g

Capitolo 12. Le migliori ricette di superalimenti per il cervello

39. Insalata di Apple Snickers

Tempo di preparazione: 5 minuti

Tempo di cottura: 5 minuti

Porzioni: 4

Ingredienti:

- 4 grandi mele verdi

- ½ tazza di latte

- ½ tazza di caramello

- 2 barrette snickers

- 8 once di panna montata

- 1 budino istantaneo alla vaniglia

Indicazioni:

1. Tagliare le mele e gli snickers e mescolarli.

2. Mescolare il latte e il budino alla vaniglia, versarlo nelle mele e guarnire il caramello.

3. Servire freddo.

Nutrizione:

- Calorie: 216 kcal

- Grasso: 89g

- Carboidrati: 323g

- Sodio: 775 mg

- Colesterolo: 46 mg

- Proteine: 30g

40. Porridge di farina d'avena

Tempo di preparazione: 15 minuti

Tempo di cottura: 15 minuti

Porzioni: 4

Ingredienti:

- 1 litro d'acqua

- 1 tazza di farina d'avena

- Zucchero, Latte o panna, Uva nera per guarnire

- Sale a piacere

Indicazioni:

1. In una casseruola, portare l'acqua ad ebollizione.

2. Versare la farina d'avena nell'acqua bollente; mescolare continuamente per evitare grumi.

3. Aggiungere il sale e ridurre il calore a basso per 30 minuti; mescolare di tanto in tanto.

4. Servire con uva, zucchero e latte o panna.

Nutrizione:

- Calorie: 117 kcal

- Carboidrati: 66.3 g

- Zucchero: 36 g

- Grasso: 6.9g

- Fibra: 10,6 g

- Proteine: 16,9 g

41. Fagioli rossi e riso

Tempo di preparazione: 30 minuti

Tempo di cottura: 30 minuti

Porzioni: 4

Ingredienti:

- 1 lattina di fagioli di rognone

- 4 ½ tazze di acqua

- 1 cucchiaio di olio d'oliva

- 1 ½ tazze di salsa di pomodoro

- ½ cucchiaino di origano e basilico secchi

- Sale e pepe a piacere

- 2 tazze di riso bianco (non cotto)

- 5 cucchiaini di condimento adobo

Indicazioni:

1. In una padella, versare ½ tazza di acqua, olio, fagioli, salsa di pomodoro, origano, basilico e adobo.

2. Cuocere a fuoco lento per 25 minuti o fino a quando i fagioli non si lessano.

3. Servire i fagioli caldi sul riso.

4. Dall'altra parte, prendete 4 tazze di acqua e fatela bollire.

5. Poi versare il riso e mescolare. Cuocere a fuoco lento per 10 minuti o fino a quando il riso non è cotto. Aggiungere 3 cucchiaini di adobo.

Nutrizione:

- Calorie: 511

- Grasso: 5.1g

- Sodio: 710 mg

- Carboidrati: 101g

- Zucchero: 46 g

- Fibra: 32 g

- Proteine: 14,5g

- Calcio: 8,2%

42. Insalata di broccoli freschi

Tempo di preparazione: 15 minuti

Tempo di cottura: 15 minuti

Porzioni: 4

Ingredienti:

- 2 teste di broccoli freschi

- 1 cipolla rossa

- 1/2 libbra di pancetta

- 3/4 di tazza di uva passa

- 3/4 di tazza di mandorle affettate

- 1 tazza di maionese

- 1/2 tazza di zucchero bianco

- 2 cucchiai di aceto di vino bianco

Indicazioni:

1. Mettere la pancetta in una padella profonda e lasciarla cuocere a fuoco medio-alto, e sbriciolarla quando si raffredda.

2. Tagliate i broccoli in piccoli pezzi e tagliate la cipolla a fettine sottili.

3. Combinate con la pancetta, l'uvetta, le vostre noci preferite e mescolate bene.

4. Per fare il condimento, unire la maionese con lo zucchero e versare l'aceto fino ad ottenere un composto omogeneo.

5. Mescolare il condimento nell'insalata, lasciare raffreddare e servire.

Nutrizione:

- Calorie: 374 kcal

- Grasso: 27,2 g

- Carboidrati: 28.5 g

- Zucchero: 7 g

- Fibra: 18 g

- Proteine: 7,3 g

- Colesterolo: 18 mg; Sodio: 353 mg

43. Tartufi al cioccolato fondente

Tempo di preparazione: 10 minuti

Tempo di cottura: 10 minuti

Porzioni: 4

Ingredienti:

- 1 tazza di panna pesante

- 2 cucchiai di burro

- 4 quadrati di cioccolato da forno (1 oncia)

- 2 3/4 tazze di gocce di cioccolato semidolce

- 2 cucchiai di polvere di espresso istantaneo (opzionale)

Indicazioni:

1. Sbattere la panna pesante con il burro, il cioccolato da forno, le gocce di cioccolato e la polvere di espresso in una casseruola a fuoco medio.

2. Lasciate cuocere fino a quando tutto il vostro cioccolato si sarà sciolto in un composto liscio e denso.

3. Toglietelo dal fuoco, trasferitelo in una ciotola e lasciatelo raffreddare in frigorifero fino a quando il composto si indurisce per circa 1 ora.

4. Preparare una teglia da forno, poi raccogliere piccole palline dalla miscela di cioccolato sulla carta cerata. Conservare in frigorifero finché le palline non si induriscono completamente. Conservare in un luogo fresco e asciutto.

Nutrizione:

- Calorie: 87 kcal

- Grasso: 7,1 g

- Carboidrati: 6.8 g

- Zucchero: 6,8 g

- Fibra: 0

- Proteine: 1,2 g

- Colesterolo: 9 mg

- Sodio: 6 mg

- Calcio: 1%

Capitolo 13. Le migliori ricette di superalimenti per la salute della tiroide

44. Fajita di pollo con riso al cavolfiore

Tempo di preparazione: 15 minuti

Tempo di cottura: 15 minuti

Porzioni: 2

Ingredienti:

- 2 grandi petti di pollo senza pelle e senza ossa

- 1 cucchiaio di olio (come quello di semi d'uva)

- 1 piccola cipolla rossa, tagliata sottile

- 1 avocado, sbucciato, privato del nocciolo e tagliato a fette

- 3 peperoni rossi, arancioni e gialli

- 1 tazza di pomodori freschi, tritati

- 1 tazza di riso al cavolfiore

Marinata:

- 2 cucchiai di succo di lime o di limone

- 2 cucchiai di olio d'oliva

- 2 spicchi d'aglio, tritati

- 1/2 cucchiaino di sale marino

- 1/2 cucchiaino di cumino macinato

- 1/2 cucchiaino di peperoncino in polvere

- 1/2 cucchiaino di paprika affumicata

- 1/4 di tazza di coriandolo tritato

Indicazioni:

1. Preparate i vostri petti di pollo tagliandoli in spessori adeguati.

2. Mescolare gli ingredienti della marinata e aggiungerli ai petti di pollo. Lasciare marinare per 2-6 ore e non più di 8 ore.

3. Affettare e tagliare le verdure (cipolle, peperoni e pomodori).

4. Cuocere il riso al cavolfiore.

5. Scaldare l'olio in una padella adatta per cuocere i petti di pollo, ogni lato per circa 5-7 minuti (più a lungo se i petti sono più spessi).

6. Nel frattempo, soffriggere i peperoni e le cipolle.

7. Assemblare le ciotole con il riso al cavolfiore, i peperoni, le cipolle e i pomodori.

8. Sbucciare e affettare l'avocado per ultimo per evitare che si rosoli. Aggiungere il pollo al piatto, irrorare con il succo della padella e servire immediatamente.

Nutrizione:

- Calorie: 432 kcal

- Carboidrati: 24g

- Proteine: 28g

- Grasso: 25g

- Grasso saturo: 3g

- Colesterolo: 72mg

- Sodio: 755mg

- Fibra: 7g

- Zucchero: 13g

- Calcio: 5,5

45. Zuppa coreana di alghe di mare

Tempo di preparazione: 30 minuti

Tempo di cottura: 15 minuti

Porzioni: 4

Ingredienti:

- 1 (1 oncia) pacchetto di alghe marroni essiccate

- 1/4 di libbra di lombata di manzo, tritata

- 2 cucchiaini di olio di sesamo

- 1 1/2 cucchiai di salsa di soia

- 1 cucchiaino di sale, o a piacere

- 6 tazze di acqua

- 1 cucchiaino di aglio tritato

Indicazioni:

1. Immergere l'alga in acqua e coprirla. Lasciatela immersa finché non diventa morbida, poi scolatela e tagliatela in pezzi da due pollici.

2. In una casseruola calda (fuoco medio), aggiungere il manzo, 1 cucchiaio di salsa di soia, olio di sesamo e un po' di sale, e lasciarlo cuocere per 2 minuti.

3. Aggiungete le alghe e il restante cucchiaio di salsa di soia e lasciate cuocere per 1 minuto mescolando spesso.

4. Aggiungere 2 tazze di acqua e portare a ebollizione. Mescolare l'aglio e le 4 tazze d'acqua rimanenti. Lasciare bollire, poi coprire e ridurre il calore.

5. Cuocere a fuoco lento per 20 minuti. Condire a piacere con sale.

Nutrizione:

- Calorie: 65

- Grasso: 3,7 g

- Carboidrati: 1 g

- Zucchero: 0,8

- Fibra: 0,1

- Proteine: 6,8 g

- Colesterolo: 17 mg

- Sodio: 940 mg

- Calcio: 4%

Capitolo 14. Contorni e dessert

46. Budino di riso al cocco

Tempo di preparazione: 5 minuti

Tempo di cottura: 25 minuti

Porzioni: 8

Ingredienti:

- 2 tazze di riso al gelsomino

- 4-1/2 di latte di cocco non zuccherato

- 2 cucchiai di crema di cocco

- 2 cucchiai di cannella macinata

- 2 cucchiai di sciroppo d'acero

- 1/2 cucchiaino di curcuma macinata

- 1-1/2 cucchiaino di estratto di vaniglia

- 1/2 cucchiaino di zenzero macinato

- 1/2 tazza di uva passa dorata

- 1/2 cucchiaino di estratto di cocco

Indicazioni:

1. Versare 3-1/2 tazze di bevanda di latte di cocco in una pentola istantanea e aggiungere il riso al gelsomino. Coprire bene il coperchio e cuocere ad alta pressione per 3 minuti. Dopo di che, utilizzare la pressione di rilascio naturale per dieci minuti, quindi utilizzare il rilascio rapido della pressione per rimuovere la pressione residua.

2. Mescolare lo sciroppo d'acero, la crema di cocco, la curcuma, la cannella macinata, l'uvetta dorata, il cocco e l'estratto di vaniglia.

3. La bevanda di latte di cocco avanzata dovrebbe essere usata a vostra discrezione; dipende se vi piace il vostro budino denso o fluido.

4. Servire a piacere.

Nutrizione:

- Calorie: 30 kcal

- Carboidrati: 7g

- Grasso: 0g

- Proteine: 0g

47. Involtini primavera alla frutta

Tempo di preparazione: 15 minuti

Tempo di cottura: 0 minuti

Porzioni: 20

Ingredienti:

Involtini primavera:

- 1 tazza di fragole affettate

- 1 tazza di mirtilli

- 1 tazza di anguria, tagliata diagonalmente a fiammiferi

- 1 zucchina piccola, spiralizzata

- 2 limoni, sbucciati

- 1 barattolo di barbabietole senza sale aggiunto, succo scolato e riservato

- 1/4 di tazza di menta, appena tritata

- 20 rotoli di carta di riso

Dip alla menta:

- 1/2 tazza di fragole, affettate

- 1 cucchiaio di foglie di menta

- 1/2 tazza di latte di cocco-yogurt

- 1/2 cucchiaino di succo di limone

Indicazioni:

1. In una piccola ciotola, mescolare 1/2 tazza di acqua e 1/2 tazza di succo di barbabietola.

2. Inumidire la superficie di lavoro (tagliere) per evitare che la carta di riso si attacchi alla superficie.

3. Immergere il rotolo di carta di riso nella miscela di acqua e succo di barbabietola per 20 secondi. Diventerà malleabile ma sarà ancora sodo.

4. Stendere il rotolo di carta sul tagliere bagnato, poi aggiungere rapidamente gli ingredienti. Iniziare con le fragole, poi l'anguria, il cocomero, la menta, finire con le zucchine.

5. Arrotolare velocemente per assicurarsi che l'involucro non perda umidità o diventi molliccio, e assicurarsi che l'involucro non sia troppo pieno. Per arrotolare l'involucro, iniziate stendendo il lato sinistro dell'involucro sugli ingredienti, rimboccatelo, arrotolate per un po', poi rimboccate i lembi superiore e inferiore, e poi continuate ad arrotolare fino a raggiungere il bordo dell'altro lato.

6. Ripetere i passi 3-5 per quanti più rotoli possibile.

7. Per la salsa alla menta, frullate lo yogurt, la menta, le fragole e il succo di limone in un robot da cucina per 90 secondi. Accompagnare con involtini primavera e gustare.

Nutrizione:

- Calorie: 131 kcal

- Carboidrati: 18g

- Grasso: 3g

- Proteine: 9g

48. Zucchine fritte

Tempo di preparazione: 5 minuti

Tempo di cottura: 15 minuti

Porzioni: 6

Ingredienti:

- 4 zucchine medie, spuntate e affettate

- 3 tazze di olio di girasole

- 1/4 di tazza di amido di mais

- 3/4 di tazza di farina per tutti gli usi

- 1/4 di cucchiaino di pepe

- 1 cucchiaino di sale, diviso

Indicazioni:

1. Aggiungere l'olio di semi di girasole in una padella profonda fino a circa 3 pollici di profondità, poi mettere a fuoco medio.

2. Mescolare la farina, 1/2 cucchiaino di sale, la maizena e il pepe in una ciotola, poi immergere le zucchine nella farina e scuotere l'eccesso.

3. Quando l'olio raggiunge circa 370 °F, aggiungere le zucchine ricoperte di farina all'olio e friggere per 2 minuti, poi disporre su un vassoio con carta assorbente per assorbire l'olio in eccesso.

4. Salare a piacere e servire immediatamente.

Nutrizione:

- Calorie: 320kcal

- Carboidrati: 12g

- Grasso: 29g

- Proteine: 8g

49. Morsi di banana congelati

Tempo di preparazione: 20 minuti

Tempo di cottura: 2 ore e 15 minuti

Porzioni: 48 morsi

Ingredienti:

- Una tazza di burro di arachidi

- 1/3 di tazza di pezzetti di mou

- 1 oz. di cioccolato semidolce

- 4 banane (tagliate a rondelle di un pollice di spessore)

- 1 cucchiaio di accorciamento

Indicazioni:

1. Per prima cosa, prendete la carta oleata e coprite la teglia.

2. Poi, prendete ogni fetta di banana e fate uno strato con un cucchiaio di burro di arachidi. Prendete uno stuzzicadenti e inseritelo attraverso la banana perforando lo strato di burro d'arachidi. Poi, prendete i bocconcini di banana e disponeteli bene sulla teglia. Congelare la preparazione per almeno trenta minuti o durante la notte.

3. Ora, sciogliete il cioccolato e continuate a mescolarlo frequentemente. Per evitare qualsiasi forma di bruciatura, usate una spatola per raschiare continuamente i lati.

4. Prendete un'altra carta cerata per coprire un'altra teglia.

5. Prendete da due a quattro bocconi di banane dal congelatore e poi usate la miscela di cioccolato per ricoprirli. Ora, prendete i bocconi ricoperti e metteteli sulla teglia che avete appena coperto con carta da forno. In cima ad ogni banana rivestita, cospargete alcuni pezzetti di mou. Fate lo stesso

processo con tutti i bocconcini. Ora, rimettete la preparazione nel congelatore e tenetela per almeno un'ora. Prima di servire, tenete i bocconcini a temperatura ambiente per circa dieci o quindici minuti.

Nutrizione:

- Calorie: 76 kcal

- Proteina: 1.8g

- Grasso: 5.1g

- Carboidrati: 6.9g

- Fibra: 1g

50. Chips di cavolo italiano

Tempo di preparazione: 5 minuti

Tempo di cottura: 15 minuti

Dosi: 2 porzioni

Ingredienti:

- 4 tazze di cavolo (gambi rimossi, liberamente strappati)

- 1 ottavo di cucchiaino ciascuno di

- Sale

- Pepe

- Aglio in polvere

- 1/4 di cucchiaino di condimento italiano

- 1 cucchiaio di olio d'oliva

- 1 cucchiaio di parmigiano grattugiato (opzionale)

Indicazioni:

1. Impostare la temperatura del forno a 225 °F e preriscaldare. La temperatura del forno è molto importante in questa ricetta, altrimenti le tue chips di cavolo potrebbero bruciarsi.

2. Ora è il momento di preparare il cavolo. Strappare le foglie e rimuovere i gambi. Le foglie devono essere strappate in pezzi della grandezza di un morso.

3. Poi, prendete una teglia da forno e usate uno spray da cucina per rivestirla. Dopodiché, prendi le foglie di cavolo e disponile sul foglio in un unico strato. Spruzzare ancora un po' d'olio. Ricorda che troppo olio può rendere le chips di cavolo mollicce, quindi fai attenzione a quanto olio stai usando.

4. Ora, prendete una ciotola di piccole dimensioni e aggiungete l'aglio in polvere, il condimento italiano, il pepe e il sale e mescolateli insieme. Dopo aver mescolato bene, cospargete questa miscela in modo uniforme sul cavolo.

5. Una volta fatto tutto questo, prendete la preparazione di cavoli e infornatela per dodici minuti. Dopodiché, tirateli

fuori, girateli un po' per farli girare, e poi rimettete di nuovo la preparazione nel forno. Cuocere per altri cinque o dieci minuti. A questo punto, il cavolo dovrebbe essere croccante. Ma teneteli d'occhio perché non volete che si brucino.

6. Una volta fatto, toglietelo e, se volete, cospargeteci sopra del parmigiano grattugiato.

Nutrizione:

- Calorie: 148kcal

- Proteine: 6g

- Grasso: 9g

- Carboidrati: 15g

- Fibra: 5g

© Copyright 2021 di Marc Callaghan - Tutti i diritti riservati.

Il seguente libro è riprodotto di seguito con l'obiettivo di fornire informazioni che siano il più accurate e affidabili possibile. Indipendentemente da ciò, l'acquisto di questo libro può essere visto come un consenso al fatto che sia l'editore che l'autore di questo libro non sono in alcun modo esperti sugli argomenti discussi all'interno e che qualsiasi raccomandazione o suggerimento che viene fatto qui è solo per scopi di intrattenimento. I professionisti dovrebbero essere consultati, se necessario, prima di intraprendere qualsiasi azione qui sostenuta.

Questa dichiarazione è considerata giusta e valida sia dall'American Bar Association che dal Comitato dell'Associazione degli Editori ed è legalmente vincolante in tutti gli Stati Uniti.

Inoltre, la trasmissione, la duplicazione o la riproduzione di una qualsiasi delle seguenti opere, comprese le informazioni specifiche, sarà considerata un atto illegale, indipendentemente dal fatto che sia fatto elettronicamente o a stampa. Ciò si estende alla creazione di una copia secondaria o terziaria dell'opera o di una copia registrata ed è consentito solo con l'espresso consenso scritto dell'Editore. Tutti i diritti aggiuntivi sono riservati.

Le informazioni contenute nelle pagine seguenti sono ampiamente considerate un resoconto veritiero e accurato dei fatti e come tali, qualsiasi disattenzione, uso o abuso delle informazioni in questione da parte del lettore renderà qualsiasi azione risultante esclusivamente sotto la loro responsabilità. Non ci sono scenari in cui l'editore o l'autore originale di questo lavoro possano essere in alcun modo ritenuti responsabili per qualsiasi difficoltà o danno che possa accadere dopo aver intrapreso le informazioni qui descritte.

Inoltre, le informazioni contenute nelle pagine seguenti sono intese solo a scopo informativo e devono quindi essere considerate come universali. Come si addice alla sua natura, sono presentate senza garanzia della loro validità prolungata o della loro qualità provvisoria. I marchi di fabbrica che sono menzionati sono fatti senza consenso scritto e non possono in alcun modo essere considerati un'approvazione da parte del titolare del marchio.

Lightning Source UK Ltd.
Milton Keynes UK
UKHW022110110621
385375UK00002B/247